I0429653

NAME

ADDRESS

EMAIL

PHONE

DATE

SCHEDULE

6:00	
7:00	
8:00	
9:00	
10:00	
11:00	
12:00	
1:00	
2:00	
3:00	
4:00	
5:00	
6:00	
7:00	
8:00	

GOALS

NOTES

✓ TASKS

○ _____
○ _____
○ _____
○ _____
○ _____
○ _____
○ _____
○ _____
○ _____
○ _____
○ _____
○ _____

DATE

SCHEDULE

6:00

7:00

8:00

9:00

10:00

11:00

12:00

1:00

2:00

3:00

4:00

5:00

6:00

7:00

8:00

GOALS

NOTES

TASKS

- ◯
- ◯
- ◯
- ◯
- ◯
- ◯
- ◯
- ◯
- ◯
- ◯
- ◯
- ◯
- ◯

DATE

SCHEDULE

6:00

7:00

8:00

9:00

10:00

11:00

12:00

1:00

2:00

3:00

4:00

5:00

6:00

7:00

8:00

GOALS

NOTES

TASKS

- ○
- ○
- ○
- ○
- ○
- ○
- ○
- ○
- ○
- ○
- ○
- ○

DATE

SCHEDULE

6:00

7:00

8:00

9:00

10:00

11:00

12:00

1:00

2:00

3:00

4:00

5:00

6:00

7:00

8:00

GOALS

NOTES

TASKS

- [ ]
- [ ]
- [ ]
- [ ]
- [ ]
- [ ]
- [ ]
- [ ]
- [ ]
- [ ]
- [ ]
- [ ]
- [ ]

DATE

SCHEDULE

6:00

7:00

8:00

9:00

10:00

11:00

12:00

1:00

2:00

3:00

4:00

5:00

6:00

7:00

8:00

GOALS

NOTES

TASKS

○ _____
○ _____
○ _____
○ _____
○ _____
○ _____
○ _____
○ _____
○ _____
○ _____
○ _____
○ _____
○ _____
○ _____

DATE

SCHEDULE

6:00	
7:00	
8:00	
9:00	
10:00	
11:00	
12:00	
1:00	
2:00	
3:00	
4:00	
5:00	
6:00	
7:00	
8:00	

GOALS

NOTES

✓ TASKS

○ _____
○ _____
○ _____
○ _____
○ _____
○ _____
○ _____
○ _____
○ _____
○ _____
○ _____
○ _____
○ _____

DATE

SCHEDULE

6:00	
7:00	
8:00	
9:00	
10:00	
11:00	
12:00	
1:00	
2:00	
3:00	
4:00	
5:00	
6:00	
7:00	
8:00	

GOALS

NOTES

✓ TASKS

○ _____
○ _____
○ _____
○ _____
○ _____
○ _____
○ _____
○ _____
○ _____
○ _____
○ _____
○ _____
○ _____

DATE

SCHEDULE

6:00	
7:00	
8:00	
9:00	
10:00	
11:00	
12:00	
1:00	
2:00	
3:00	
4:00	
5:00	
6:00	
7:00	
8:00	

GOALS

NOTES

✓ TASKS

◯ _____
◯ _____
◯ _____
◯ _____
◯ _____
◯ _____
◯ _____
◯ _____
◯ _____
◯ _____
◯ _____
◯ _____

DATE

SCHEDULE

6:00

7:00

8:00

9:00

10:00

11:00

12:00

1:00

2:00

3:00

4:00

5:00

6:00

7:00

8:00

GOALS

NOTES

✓ TASKS

- ○ _____
- ○ _____
- ○ _____
- ○ _____
- ○ _____
- ○ _____
- ○ _____
- ○ _____
- ○ _____
- ○ _____
- ○ _____
- ○ _____
- ○ _____

DATE

SCHEDULE

6:00

7:00

8:00

9:00

10:00

11:00

12:00

1:00

2:00

3:00

4:00

5:00

6:00

7:00

8:00

GOALS

NOTES

✓ TASKS

○ _____
○ _____
○ _____
○ _____
○ _____
○ _____
○ _____
○ _____
○ _____
○ _____
○ _____
○ _____
○ _____

DATE

SCHEDULE

6:00	
7:00	
8:00	
9:00	
10:00	
11:00	
12:00	
1:00	
2:00	
3:00	
4:00	
5:00	
6:00	
7:00	
8:00	

GOALS

NOTES

✓ TASKS

◯ _____
◯ _____
◯ _____
◯ _____
◯ _____
◯ _____
◯ _____
◯ _____
◯ _____
◯ _____
◯ _____
◯ _____
◯ _____

DATE

SCHEDULE

6:00	
7:00	
8:00	
9:00	
10:00	
11:00	
12:00	
1:00	
2:00	
3:00	
4:00	
5:00	
6:00	
7:00	
8:00	

GOALS

NOTES

✓ TASKS

○ _____
○ _____
○ _____
○ _____
○ _____
○ _____
○ _____
○ _____
○ _____
○ _____
○ _____
○ _____
○ _____

DATE

SCHEDULE

6:00

7:00

8:00

9:00

10:00

11:00

12:00

1:00

2:00

3:00

4:00

5:00

6:00

7:00

8:00

GOALS

NOTES

✓ TASKS

◯ _____
◯ _____
◯ _____
◯ _____
◯ _____
◯ _____
◯ _____
◯ _____
◯ _____
◯ _____
◯ _____
◯ _____
◯ _____

DATE

SCHEDULE

6:00	
7:00	
8:00	
9:00	
10:00	
11:00	
12:00	
1:00	
2:00	
3:00	
4:00	
5:00	
6:00	
7:00	
8:00	

GOALS

NOTES

✓ TASKS

○ _____
○ _____
○ _____
○ _____
○ _____
○ _____
○ _____
○ _____
○ _____
○ _____
○ _____
○ _____
○ _____

DATE

SCHEDULE

6:00

7:00

8:00

9:00

10:00

11:00

12:00

1:00

2:00

3:00

4:00

5:00

6:00

7:00

8:00

GOALS

NOTES

✓ TASKS

- ○
- ○
- ○
- ○
- ○
- ○
- ○
- ○
- ○
- ○
- ○
- ○
- ○

DATE

SCHEDULE

6:00

7:00

8:00

9:00

10:00

11:00

12:00

1:00

2:00

3:00

4:00

5:00

6:00

7:00

8:00

GOALS

NOTES

✓ TASKS

○ _____
○ _____
○ _____
○ _____
○ _____
○ _____
○ _____
○ _____
○ _____
○ _____
○ _____
○ _____
○ _____

DATE

SCHEDULE

6:00	
7:00	
8:00	
9:00	
10:00	
11:00	
12:00	
1:00	
2:00	
3:00	
4:00	
5:00	
6:00	
7:00	
8:00	

GOALS

NOTES

✓ TASKS

- ○
- ○
- ○
- ○
- ○
- ○
- ○
- ○
- ○
- ○
- ○
- ○
- ○

DATE

SCHEDULE

6:00

7:00

8:00

9:00

10:00

11:00

12:00

1:00

2:00

3:00

4:00

5:00

6:00

7:00

8:00

GOALS

NOTES

✓ TASKS

○ _____
○ _____
○ _____
○ _____
○ _____
○ _____
○ _____
○ _____
○ _____
○ _____
○ _____
○ _____
○ _____

DATE

SCHEDULE

6:00

7:00

8:00

9:00

10:00

11:00

12:00

1:00

2:00

3:00

4:00

5:00

6:00

7:00

8:00

GOALS

NOTES

✓ TASKS

○ _____
○ _____
○ _____
○ _____
○ _____
○ _____
○ _____
○ _____
○ _____
○ _____
○ _____
○ _____
○ _____

DATE

SCHEDULE

6:00	
7:00	
8:00	
9:00	
10:00	
11:00	
12:00	
1:00	
2:00	
3:00	
4:00	
5:00	
6:00	
7:00	
8:00	

GOALS

NOTES

✓ TASKS

○ _____
○ _____
○ _____
○ _____
○ _____
○ _____
○ _____
○ _____
○ _____
○ _____
○ _____
○ _____
○ _____

DATE

SCHEDULE

6:00

7:00

8:00

9:00

10:00

11:00

12:00

1:00

2:00

3:00

4:00

5:00

6:00

7:00

8:00

GOALS

NOTES

✓ TASKS

- ◯
- ◯
- ◯
- ◯
- ◯
- ◯
- ◯
- ◯
- ◯
- ◯
- ◯
- ◯
- ◯

DATE

SCHEDULE

6:00	
7:00	
8:00	
9:00	
10:00	
11:00	
12:00	
1:00	
2:00	
3:00	
4:00	
5:00	
6:00	
7:00	
8:00	

GOALS

NOTES

TASKS

- ○
- ○
- ○
- ○
- ○
- ○
- ○
- ○
- ○
- ○
- ○
- ○

DATE

SCHEDULE

6:00

7:00

8:00

9:00

10:00

11:00

12:00

1:00

2:00

3:00

4:00

5:00

6:00

7:00

8:00

GOALS

NOTES

✓ TASKS

○ _____
○ _____
○ _____
○ _____
○ _____
○ _____
○ _____
○ _____
○ _____
○ _____
○ _____
○ _____
○ _____

DATE

SCHEDULE

6:00

7:00

8:00

9:00

10:00

11:00

12:00

1:00

2:00

3:00

4:00

5:00

6:00

7:00

8:00

GOALS

NOTES

✓ TASKS

○ _____
○ _____
○ _____
○ _____
○ _____
○ _____
○ _____
○ _____
○ _____
○ _____
○ _____
○ _____
○ _____

DATE

SCHEDULE

6:00

7:00

8:00

9:00

10:00

11:00

12:00

1:00

2:00

3:00

4:00

5:00

6:00

7:00

8:00

GOALS

NOTES

TASKS

- ◯ _____
- ◯ _____
- ◯ _____
- ◯ _____
- ◯ _____
- ◯ _____
- ◯ _____
- ◯ _____
- ◯ _____
- ◯ _____
- ◯ _____
- ◯ _____
- ◯ _____

DATE

SCHEDULE

6:00	
7:00	
8:00	
9:00	
10:00	
11:00	
12:00	
1:00	
2:00	
3:00	
4:00	
5:00	
6:00	
7:00	
8:00	

GOALS

NOTES

✓ TASKS

- ○ _____
- ○ _____
- ○ _____
- ○ _____
- ○ _____
- ○ _____
- ○ _____
- ○ _____
- ○ _____
- ○ _____
- ○ _____
- ○ _____
- ○ _____

DATE

SCHEDULE

6:00

7:00

8:00

9:00

10:00

11:00

12:00

1:00

2:00

3:00

4:00

5:00

6:00

7:00

8:00

GOALS

NOTES

✓ TASKS

- ○ _____
- ○ _____
- ○ _____
- ○ _____
- ○ _____
- ○ _____
- ○ _____
- ○ _____
- ○ _____
- ○ _____
- ○ _____
- ○ _____
- ○ _____

DATE

SCHEDULE

6:00

7:00

8:00

9:00

10:00

11:00

12:00

1:00

2:00

3:00

4:00

5:00

6:00

7:00

8:00

GOALS

NOTES

TASKS

- ○
- ○
- ○
- ○
- ○
- ○
- ○
- ○
- ○
- ○
- ○
- ○
- ○

DATE

SCHEDULE

6:00

7:00

8:00

9:00

10:00

11:00

12:00

1:00

2:00

3:00

4:00

5:00

6:00

7:00

8:00

GOALS

NOTES

TASKS

- ○
- ○
- ○
- ○
- ○
- ○
- ○
- ○
- ○
- ○
- ○
- ○
- ○

DATE

SCHEDULE

6:00	
7:00	
8:00	
9:00	
10:00	
11:00	
12:00	
1:00	
2:00	
3:00	
4:00	
5:00	
6:00	
7:00	
8:00	

GOALS

NOTES

✓ TASKS

◯ _____
◯ _____
◯ _____
◯ _____
◯ _____
◯ _____
◯ _____
◯ _____
◯ _____
◯ _____
◯ _____
◯ _____
◯ _____

DATE

SCHEDULE

6:00	
7:00	
8:00	
9:00	
10:00	
11:00	
12:00	
1:00	
2:00	
3:00	
4:00	
5:00	
6:00	
7:00	
8:00	

GOALS

NOTES

✓ TASKS

- ◯
- ◯
- ◯
- ◯
- ◯
- ◯
- ◯
- ◯
- ◯
- ◯
- ◯
- ◯
- ◯

DATE

SCHEDULE

6:00	
7:00	
8:00	
9:00	
10:00	
11:00	
12:00	
1:00	
2:00	
3:00	
4:00	
5:00	
6:00	
7:00	
8:00	

GOALS

NOTES

TASKS

- [ ]
- [ ]
- [ ]
- [ ]
- [ ]
- [ ]
- [ ]
- [ ]
- [ ]
- [ ]
- [ ]
- [ ]
- [ ]

DATE

SCHEDULE

6:00	
7:00	
8:00	
9:00	
10:00	
11:00	
12:00	
1:00	
2:00	
3:00	
4:00	
5:00	
6:00	
7:00	
8:00	

GOALS

NOTES

✓ **TASKS**

- ○ _____
- ○ _____
- ○ _____
- ○ _____
- ○ _____
- ○ _____
- ○ _____
- ○ _____
- ○ _____
- ○ _____
- ○ _____
- ○ _____
- ○ _____

DATE

SCHEDULE

6:00	
7:00	
8:00	
9:00	
10:00	
11:00	
12:00	
1:00	
2:00	
3:00	
4:00	
5:00	
6:00	
7:00	
8:00	

GOALS

NOTES

✓ TASKS

○ _____
○ _____
○ _____
○ _____
○ _____
○ _____
○ _____
○ _____
○ _____
○ _____
○ _____
○ _____
○ _____

DATE

SCHEDULE

6:00	
7:00	
8:00	
9:00	
10:00	
11:00	
12:00	
1:00	
2:00	
3:00	
4:00	
5:00	
6:00	
7:00	
8:00	

GOALS

NOTES

TASKS

- [ ]
- [ ]
- [ ]
- [ ]
- [ ]
- [ ]
- [ ]
- [ ]
- [ ]
- [ ]
- [ ]
- [ ]

DATE

SCHEDULE

6:00

7:00

8:00

9:00

10:00

11:00

12:00

1:00

2:00

3:00

4:00

5:00

6:00

7:00

8:00

GOALS

NOTES

✓ TASKS

◯ _____

◯ _____

◯ _____

◯ _____

◯ _____

◯ _____

◯ _____

◯ _____

◯ _____

◯ _____

◯ _____

◯ _____

◯ _____

DATE

SCHEDULE

6:00	
7:00	
8:00	
9:00	
10:00	
11:00	
12:00	
1:00	
2:00	
3:00	
4:00	
5:00	
6:00	
7:00	
8:00	

GOALS

NOTES

✓ TASKS

○ _____
○ _____
○ _____
○ _____
○ _____
○ _____
○ _____
○ _____
○ _____
○ _____
○ _____
○ _____
○ _____

DATE

SCHEDULE

6:00	
7:00	
8:00	
9:00	
10:00	
11:00	
12:00	
1:00	
2:00	
3:00	
4:00	
5:00	
6:00	
7:00	
8:00	

GOALS

NOTES

TASKS

- [ ]
- [ ]
- [ ]
- [ ]
- [ ]
- [ ]
- [ ]
- [ ]
- [ ]
- [ ]
- [ ]
- [ ]
- [ ]

DATE

SCHEDULE

6:00

7:00

8:00

9:00

10:00

11:00

12:00

1:00

2:00

3:00

4:00

5:00

6:00

7:00

8:00

GOALS

NOTES

✓ TASKS

- ○
- ○
- ○
- ○
- ○
- ○
- ○
- ○
- ○
- ○
- ○
- ○
- ○

DATE

SCHEDULE

6:00	
7:00	
8:00	
9:00	
10:00	
11:00	
12:00	
1:00	
2:00	
3:00	
4:00	
5:00	
6:00	
7:00	
8:00	

GOALS

NOTES

✓ TASKS

○ _____
○ _____
○ _____
○ _____
○ _____
○ _____
○ _____
○ _____
○ _____
○ _____
○ _____
○ _____
○ _____

DATE

SCHEDULE

6:00

7:00

8:00

9:00

10:00

11:00

12:00

1:00

2:00

3:00

4:00

5:00

6:00

7:00

8:00

GOALS

NOTES

TASKS

- [ ]
- [ ]
- [ ]
- [ ]
- [ ]
- [ ]
- [ ]
- [ ]
- [ ]
- [ ]
- [ ]
- [ ]
- [ ]

DATE

SCHEDULE

6:00

7:00

8:00

9:00

10:00

11:00

12:00

1:00

2:00

3:00

4:00

5:00

6:00

7:00

8:00

GOALS

NOTES

✓ TASKS

- ○
- ○
- ○
- ○
- ○
- ○
- ○
- ○
- ○
- ○
- ○
- ○
- ○

DATE

SCHEDULE

6:00

7:00

8:00

9:00

10:00

11:00

12:00

1:00

2:00

3:00

4:00

5:00

6:00

7:00

8:00

GOALS

NOTES

✓ TASKS

○ _____
○ _____
○ _____
○ _____
○ _____
○ _____
○ _____
○ _____
○ _____
○ _____
○ _____
○ _____
○ _____

DATE

SCHEDULE

6:00

7:00

8:00

9:00

10:00

11:00

12:00

1:00

2:00

3:00

4:00

5:00

6:00

7:00

8:00

GOALS

NOTES

✓ TASKS

○ _____
○ _____
○ _____
○ _____
○ _____
○ _____
○ _____
○ _____
○ _____
○ _____
○ _____
○ _____
○ _____

DATE

SCHEDULE

6:00

7:00

8:00

9:00

10:00

11:00

12:00

1:00

2:00

3:00

4:00

5:00

6:00

7:00

8:00

GOALS

NOTES

✓ TASKS

- ○ _____
- ○ _____
- ○ _____
- ○ _____
- ○ _____
- ○ _____
- ○ _____
- ○ _____
- ○ _____
- ○ _____
- ○ _____
- ○ _____
- ○ _____

DATE

SCHEDULE

6:00	
7:00	
8:00	
9:00	
10:00	
11:00	
12:00	
1:00	
2:00	
3:00	
4:00	
5:00	
6:00	
7:00	
8:00	

GOALS

NOTES

✓ TASKS

○ _____
○ _____
○ _____
○ _____
○ _____
○ _____
○ _____
○ _____
○ _____
○ _____
○ _____
○ _____
○ _____

DATE

SCHEDULE

6:00

7:00

8:00

9:00

10:00

11:00

12:00

1:00

2:00

3:00

4:00

5:00

6:00

7:00

8:00

GOALS

NOTES

✓ TASKS

○ _____
○ _____
○ _____
○ _____
○ _____
○ _____
○ _____
○ _____
○ _____
○ _____
○ _____
○ _____
○ _____

DATE

SCHEDULE

6:00	
7:00	
8:00	
9:00	
10:00	
11:00	
12:00	
1:00	
2:00	
3:00	
4:00	
5:00	
6:00	
7:00	
8:00	

GOALS

NOTES

✓ TASKS

○ _____
○ _____
○ _____
○ _____
○ _____
○ _____
○ _____
○ _____
○ _____
○ _____
○ _____
○ _____
○ _____

DATE

SCHEDULE

6:00	
7:00	
8:00	
9:00	
10:00	
11:00	
12:00	
1:00	
2:00	
3:00	
4:00	
5:00	
6:00	
7:00	
8:00	

GOALS

NOTES

TASKS

- ○
- ○
- ○
- ○
- ○
- ○
- ○
- ○
- ○
- ○
- ○
- ○
- ○

DATE

SCHEDULE

6:00	
7:00	
8:00	
9:00	
10:00	
11:00	
12:00	
1:00	
2:00	
3:00	
4:00	
5:00	
6:00	
7:00	
8:00	

GOALS

NOTES

TASKS

- ◯
- ◯
- ◯
- ◯
- ◯
- ◯
- ◯
- ◯
- ◯
- ◯
- ◯
- ◯

DATE

SCHEDULE

6:00	
7:00	
8:00	
9:00	
10:00	
11:00	
12:00	
1:00	
2:00	
3:00	
4:00	
5:00	
6:00	
7:00	
8:00	

GOALS

NOTES

✓ TASKS

- ◯ _____
- ◯ _____
- ◯ _____
- ◯ _____
- ◯ _____
- ◯ _____
- ◯ _____
- ◯ _____
- ◯ _____
- ◯ _____
- ◯ _____
- ◯ _____
- ◯ _____

DATE

SCHEDULE

6:00	
7:00	
8:00	
9:00	
10:00	
11:00	
12:00	
1:00	
2:00	
3:00	
4:00	
5:00	
6:00	
7:00	
8:00	

GOALS

NOTES

☑ TASKS

○ _____
○ _____
○ _____
○ _____
○ _____
○ _____
○ _____
○ _____
○ _____
○ _____
○ _____
○ _____
○ _____

DATE

SCHEDULE

6:00

7:00

8:00

9:00

10:00

11:00

12:00

1:00

2:00

3:00

4:00

5:00

6:00

7:00

8:00

GOALS

NOTES

TASKS

- ○
- ○
- ○
- ○
- ○
- ○
- ○
- ○
- ○
- ○
- ○
- ○
- ○

DATE

SCHEDULE

6:00

7:00

8:00

9:00

10:00

11:00

12:00

1:00

2:00

3:00

4:00

5:00

6:00

7:00

8:00

GOALS

NOTES

✓ TASKS

- ○
- ○
- ○
- ○
- ○
- ○
- ○
- ○
- ○
- ○
- ○
- ○
- ○

DATE

SCHEDULE

6:00

7:00

8:00

9:00

10:00

11:00

12:00

1:00

2:00

3:00

4:00

5:00

6:00

7:00

8:00

GOALS

NOTES

✓ TASKS

○ _____
○ _____
○ _____
○ _____
○ _____
○ _____
○ _____
○ _____
○ _____
○ _____
○ _____
○ _____
○ _____

DATE

SCHEDULE

6:00

7:00

8:00

9:00

10:00

11:00

12:00

1:00

2:00

3:00

4:00

5:00

6:00

7:00

8:00

GOALS

NOTES

✓ TASKS

○ _____
○ _____
○ _____
○ _____
○ _____
○ _____
○ _____
○ _____
○ _____
○ _____
○ _____
○ _____
○ _____

DATE

SCHEDULE

6:00

7:00

8:00

9:00

10:00

11:00

12:00

1:00

2:00

3:00

4:00

5:00

6:00

7:00

8:00

GOALS

NOTES

✓ TASKS

○ _____
○ _____
○ _____
○ _____
○ _____
○ _____
○ _____
○ _____
○ _____
○ _____
○ _____
○ _____
○ _____

DATE

SCHEDULE

6:00

7:00

8:00

9:00

10:00

11:00

12:00

1:00

2:00

3:00

4:00

5:00

6:00

7:00

8:00

GOALS

NOTES

✓ TASKS

○ _____
○ _____
○ _____
○ _____
○ _____
○ _____
○ _____
○ _____
○ _____
○ _____
○ _____
○ _____
○ _____

DATE

SCHEDULE

6:00	
7:00	
8:00	
9:00	
10:00	
11:00	
12:00	
1:00	
2:00	
3:00	
4:00	
5:00	
6:00	
7:00	
8:00	

GOALS

NOTES

✓ TASKS

- ○ _____
- ○ _____
- ○ _____
- ○ _____
- ○ _____
- ○ _____
- ○ _____
- ○ _____
- ○ _____
- ○ _____
- ○ _____
- ○ _____
- ○ _____

DATE

SCHEDULE

6:00

7:00

8:00

9:00

10:00

11:00

12:00

1:00

2:00

3:00

4:00

5:00

6:00

7:00

8:00

GOALS

NOTES

✓ TASKS

○ _____
○ _____
○ _____
○ _____
○ _____
○ _____
○ _____
○ _____
○ _____
○ _____
○ _____
○ _____
○ _____

DATE

SCHEDULE

6:00

7:00

8:00

9:00

10:00

11:00

12:00

1:00

2:00

3:00

4:00

5:00

6:00

7:00

8:00

GOALS

NOTES

✓ TASKS

◯ _____
◯ _____
◯ _____
◯ _____
◯ _____
◯ _____
◯ _____
◯ _____
◯ _____
◯ _____
◯ _____
◯ _____
◯ _____

DATE

SCHEDULE

6:00

7:00

8:00

9:00

10:00

11:00

12:00

1:00

2:00

3:00

4:00

5:00

6:00

7:00

8:00

GOALS

NOTES

✓ TASKS

- ◯ _____
- ◯ _____
- ◯ _____
- ◯ _____
- ◯ _____
- ◯ _____
- ◯ _____
- ◯ _____
- ◯ _____
- ◯ _____
- ◯ _____
- ◯ _____
- ◯ _____

DATE

SCHEDULE

6:00	
7:00	
8:00	
9:00	
10:00	
11:00	
12:00	
1:00	
2:00	
3:00	
4:00	
5:00	
6:00	
7:00	
8:00	

GOALS

NOTES

✓ TASKS

○ _____
○ _____
○ _____
○ _____
○ _____
○ _____
○ _____
○ _____
○ _____
○ _____
○ _____
○ _____
○ _____

DATE

SCHEDULE

6:00

7:00

8:00

9:00

10:00

11:00

12:00

1:00

2:00

3:00

4:00

5:00

6:00

7:00

8:00

GOALS

NOTES

✓ TASKS

○ _____
○ _____
○ _____
○ _____
○ _____
○ _____
○ _____
○ _____
○ _____
○ _____
○ _____
○ _____
○ _____

DATE

SCHEDULE

6:00

7:00

8:00

9:00

10:00

11:00

12:00

1:00

2:00

3:00

4:00

5:00

6:00

7:00

8:00

GOALS

NOTES

✓ TASKS

- ◯
- ◯
- ◯
- ◯
- ◯
- ◯
- ◯
- ◯
- ◯
- ◯
- ◯
- ◯
- ◯

DATE

SCHEDULE

6:00

7:00

8:00

9:00

10:00

11:00

12:00

1:00

2:00

3:00

4:00

5:00

6:00

7:00

8:00

GOALS

NOTES

✓ TASKS

○ _____
○ _____
○ _____
○ _____
○ _____
○ _____
○ _____
○ _____
○ _____
○ _____
○ _____
○ _____
○ _____

DATE

SCHEDULE

6:00	
7:00	
8:00	
9:00	
10:00	
11:00	
12:00	
1:00	
2:00	
3:00	
4:00	
5:00	
6:00	
7:00	
8:00	

GOALS

NOTES

✓ TASKS

○ _____
○ _____
○ _____
○ _____
○ _____
○ _____
○ _____
○ _____
○ _____
○ _____
○ _____
○ _____
○ _____

DATE

SCHEDULE

6:00	
7:00	
8:00	
9:00	
10:00	
11:00	
12:00	
1:00	
2:00	
3:00	
4:00	
5:00	
6:00	
7:00	
8:00	

GOALS

NOTES

TASKS

- ◯
- ◯
- ◯
- ◯
- ◯
- ◯
- ◯
- ◯
- ◯
- ◯
- ◯
- ◯

DATE

SCHEDULE

6:00

7:00

8:00

9:00

10:00

11:00

12:00

1:00

2:00

3:00

4:00

5:00

6:00

7:00

8:00

GOALS

NOTES

✓ TASKS

○ _____
○ _____
○ _____
○ _____
○ _____
○ _____
○ _____
○ _____
○ _____
○ _____
○ _____
○ _____
○ _____

DATE

SCHEDULE

6:00

7:00

8:00

9:00

10:00

11:00

12:00

1:00

2:00

3:00

4:00

5:00

6:00

7:00

8:00

GOALS

NOTES

✓ TASKS

○ _____
○ _____
○ _____
○ _____
○ _____
○ _____
○ _____
○ _____
○ _____
○ _____
○ _____
○ _____
○ _____

DATE

SCHEDULE

6:00	
7:00	
8:00	
9:00	
10:00	
11:00	
12:00	
1:00	
2:00	
3:00	
4:00	
5:00	
6:00	
7:00	
8:00	

GOALS

NOTES

✓ TASKS

○ _____
○ _____
○ _____
○ _____
○ _____
○ _____
○ _____
○ _____
○ _____
○ _____
○ _____
○ _____
○ _____

DATE

SCHEDULE

6:00	
7:00	
8:00	
9:00	
10:00	
11:00	
12:00	
1:00	
2:00	
3:00	
4:00	
5:00	
6:00	
7:00	
8:00	

GOALS

NOTES

✓ TASKS

- ○ _____
- ○ _____
- ○ _____
- ○ _____
- ○ _____
- ○ _____
- ○ _____
- ○ _____
- ○ _____
- ○ _____
- ○ _____
- ○ _____
- ○ _____

DATE

SCHEDULE

6:00	
7:00	
8:00	
9:00	
10:00	
11:00	
12:00	
1:00	
2:00	
3:00	
4:00	
5:00	
6:00	
7:00	
8:00	

GOALS

NOTES

✓ TASKS

- ○ _____
- ○ _____
- ○ _____
- ○ _____
- ○ _____
- ○ _____
- ○ _____
- ○ _____
- ○ _____
- ○ _____
- ○ _____
- ○ _____
- ○ _____

DATE

SCHEDULE

6:00

7:00

8:00

9:00

10:00

11:00

12:00

1:00

2:00

3:00

4:00

5:00

6:00

7:00

8:00

GOALS

NOTES

TASKS

- [ ]
- [ ]
- [ ]
- [ ]
- [ ]
- [ ]
- [ ]
- [ ]
- [ ]
- [ ]
- [ ]
- [ ]
- [ ]

DATE

SCHEDULE

6:00

7:00

8:00

9:00

10:00

11:00

12:00

1:00

2:00

3:00

4:00

5:00

6:00

7:00

8:00

GOALS

NOTES

TASKS

- ○
- ○
- ○
- ○
- ○
- ○
- ○
- ○
- ○
- ○
- ○
- ○
- ○

DATE

SCHEDULE

6:00

7:00

8:00

9:00

10:00

11:00

12:00

1:00

2:00

3:00

4:00

5:00

6:00

7:00

8:00

GOALS

NOTES

✓ TASKS

○ _____
○ _____
○ _____
○ _____
○ _____
○ _____
○ _____
○ _____
○ _____
○ _____
○ _____
○ _____
○ _____

DATE

SCHEDULE

6:00	
7:00	
8:00	
9:00	
10:00	
11:00	
12:00	
1:00	
2:00	
3:00	
4:00	
5:00	
6:00	
7:00	
8:00	

GOALS

NOTES

TASKS

- ○ _____
- ○ _____
- ○ _____
- ○ _____
- ○ _____
- ○ _____
- ○ _____
- ○ _____
- ○ _____
- ○ _____
- ○ _____
- ○ _____
- ○ _____

DATE

SCHEDULE

6:00	
7:00	
8:00	
9:00	
10:00	
11:00	
12:00	
1:00	
2:00	
3:00	
4:00	
5:00	
6:00	
7:00	
8:00	

GOALS

NOTES

✓ TASKS

○ _____
○ _____
○ _____
○ _____
○ _____
○ _____
○ _____
○ _____
○ _____
○ _____
○ _____
○ _____
○ _____

DATE

SCHEDULE

6:00

7:00

8:00

9:00

10:00

11:00

12:00

1:00

2:00

3:00

4:00

5:00

6:00

7:00

8:00

GOALS

NOTES

TASKS

DATE

SCHEDULE

6:00	
7:00	
8:00	
9:00	
10:00	
11:00	
12:00	
1:00	
2:00	
3:00	
4:00	
5:00	
6:00	
7:00	
8:00	

GOALS

NOTES

✓ TASKS

○ _____
○ _____
○ _____
○ _____
○ _____
○ _____
○ _____
○ _____
○ _____
○ _____
○ _____
○ _____
○ _____

DATE

SCHEDULE

6:00

7:00

8:00

9:00

10:00

11:00

12:00

1:00

2:00

3:00

4:00

5:00

6:00

7:00

8:00

GOALS

NOTES

✓ TASKS

○ _____
○ _____
○ _____
○ _____
○ _____
○ _____
○ _____
○ _____
○ _____
○ _____
○ _____
○ _____
○ _____

DATE

SCHEDULE

6:00

7:00

8:00

9:00

10:00

11:00

12:00

1:00

2:00

3:00

4:00

5:00

6:00

7:00

8:00

GOALS

NOTES

✓ TASKS

○ _____
○ _____
○ _____
○ _____
○ _____
○ _____
○ _____
○ _____
○ _____
○ _____
○ _____
○ _____
○ _____
○ _____

DATE

SCHEDULE

6:00	
7:00	
8:00	
9:00	
10:00	
11:00	
12:00	
1:00	
2:00	
3:00	
4:00	
5:00	
6:00	
7:00	
8:00	

GOALS

NOTES

✓ TASKS

- ○ _____
- ○ _____
- ○ _____
- ○ _____
- ○ _____
- ○ _____
- ○ _____
- ○ _____
- ○ _____
- ○ _____
- ○ _____
- ○ _____

DATE

SCHEDULE

6:00

7:00

8:00

9:00

10:00

11:00

12:00

1:00

2:00

3:00

4:00

5:00

6:00

7:00

8:00

GOALS

NOTES

✓ TASKS

- ○
- ○
- ○
- ○
- ○
- ○
- ○
- ○
- ○
- ○
- ○
- ○
- ○

DATE

SCHEDULE

6:00

7:00

8:00

9:00

10:00

11:00

12:00

1:00

2:00

3:00

4:00

5:00

6:00

7:00

8:00

GOALS

NOTES

✓ TASKS

- ○
- ○
- ○
- ○
- ○
- ○
- ○
- ○
- ○
- ○
- ○
- ○
- ○

DATE

SCHEDULE

6:00	
7:00	
8:00	
9:00	
10:00	
11:00	
12:00	
1:00	
2:00	
3:00	
4:00	
5:00	
6:00	
7:00	
8:00	

GOALS

NOTES

✓ TASKS

○ _____
○ _____
○ _____
○ _____
○ _____
○ _____
○ _____
○ _____
○ _____
○ _____
○ _____
○ _____
○ _____

DATE

SCHEDULE

6:00

7:00

8:00

9:00

10:00

11:00

12:00

1:00

2:00

3:00

4:00

5:00

6:00

7:00

8:00

GOALS

NOTES

✓ TASKS

◯ _____
◯ _____
◯ _____
◯ _____
◯ _____
◯ _____
◯ _____
◯ _____
◯ _____
◯ _____
◯ _____
◯ _____
◯ _____

DATE

SCHEDULE

6:00

7:00

8:00

9:00

10:00

11:00

12:00

1:00

2:00

3:00

4:00

5:00

6:00

7:00

8:00

GOALS

NOTES

✓ TASKS

○ _____
○ _____
○ _____
○ _____
○ _____
○ _____
○ _____
○ _____
○ _____
○ _____
○ _____
○ _____
○ _____

DATE

SCHEDULE

6:00

7:00

8:00

9:00

10:00

11:00

12:00

1:00

2:00

3:00

4:00

5:00

6:00

7:00

8:00

GOALS

NOTES

☑ TASKS

○ _____
○ _____
○ _____
○ _____
○ _____
○ _____
○ _____
○ _____
○ _____
○ _____
○ _____
○ _____
○ _____

DATE

SCHEDULE

6:00

7:00

8:00

9:00

10:00

11:00

12:00

1:00

2:00

3:00

4:00

5:00

6:00

7:00

8:00

GOALS

NOTES

✓ TASKS

○ _____
○ _____
○ _____
○ _____
○ _____
○ _____
○ _____
○ _____
○ _____
○ _____
○ _____
○ _____
○ _____

DATE

SCHEDULE

6:00

7:00

8:00

9:00

10:00

11:00

12:00

1:00

2:00

3:00

4:00

5:00

6:00

7:00

8:00

GOALS

NOTES

TASKS

- ○
- ○
- ○
- ○
- ○
- ○
- ○
- ○
- ○
- ○
- ○
- ○
- ○

DATE

SCHEDULE

6:00

7:00

8:00

9:00

10:00

11:00

12:00

1:00

2:00

3:00

4:00

5:00

6:00

7:00

8:00

GOALS

NOTES

✓ TASKS

○ _____
○ _____
○ _____
○ _____
○ _____
○ _____
○ _____
○ _____
○ _____
○ _____
○ _____
○ _____
○ _____

DATE

SCHEDULE

6:00

7:00

8:00

9:00

10:00

11:00

12:00

1:00

2:00

3:00

4:00

5:00

6:00

7:00

8:00

GOALS

NOTES

✓ TASKS

○ _____
○ _____
○ _____
○ _____
○ _____
○ _____
○ _____
○ _____
○ _____
○ _____
○ _____
○ _____
○ _____

DATE

SCHEDULE

6:00

7:00

8:00

9:00

10:00

11:00

12:00

1:00

2:00

3:00

4:00

5:00

6:00

7:00

8:00

GOALS

NOTES

✓ TASKS

○ _____

○ _____

○ _____

○ _____

○ _____

○ _____

○ _____

○ _____

○ _____

○ _____

○ _____

○ _____

○ _____

○ _____

DATE

SCHEDULE

6:00	
7:00	
8:00	
9:00	
10:00	
11:00	
12:00	
1:00	
2:00	
3:00	
4:00	
5:00	
6:00	
7:00	
8:00	

GOALS

NOTES

✓ TASKS

○ _____
○ _____
○ _____
○ _____
○ _____
○ _____
○ _____
○ _____
○ _____
○ _____
○ _____
○ _____
○ _____

DATE

SCHEDULE

6:00

7:00

8:00

9:00

10:00

11:00

12:00

1:00

2:00

3:00

4:00

5:00

6:00

7:00

8:00

GOALS

NOTES

✓ TASKS

○ _____
○ _____
○ _____
○ _____
○ _____
○ _____
○ _____
○ _____
○ _____
○ _____
○ _____
○ _____
○ _____

DATE

SCHEDULE

6:00	
7:00	
8:00	
9:00	
10:00	
11:00	
12:00	
1:00	
2:00	
3:00	
4:00	
5:00	
6:00	
7:00	
8:00	

GOALS

NOTES

✓ TASKS

- ◯ _____
- ◯ _____
- ◯ _____
- ◯ _____
- ◯ _____
- ◯ _____
- ◯ _____
- ◯ _____
- ◯ _____
- ◯ _____
- ◯ _____
- ◯ _____
- ◯ _____

DATE

SCHEDULE

6:00

7:00

8:00

9:00

10:00

11:00

12:00

1:00

2:00

3:00

4:00

5:00

6:00

7:00

8:00

GOALS

NOTES

TASKS

DATE

SCHEDULE

6:00

7:00

8:00

9:00

10:00

11:00

12:00

1:00

2:00

3:00

4:00

5:00

6:00

7:00

8:00

GOALS

NOTES

✓ TASKS

- ◯ _____
- ◯ _____
- ◯ _____
- ◯ _____
- ◯ _____
- ◯ _____
- ◯ _____
- ◯ _____
- ◯ _____
- ◯ _____
- ◯ _____
- ◯ _____
- ◯ _____
- ◯ _____